BEI GRIN MACHT SICH IHR WISSEN BEZAHLT

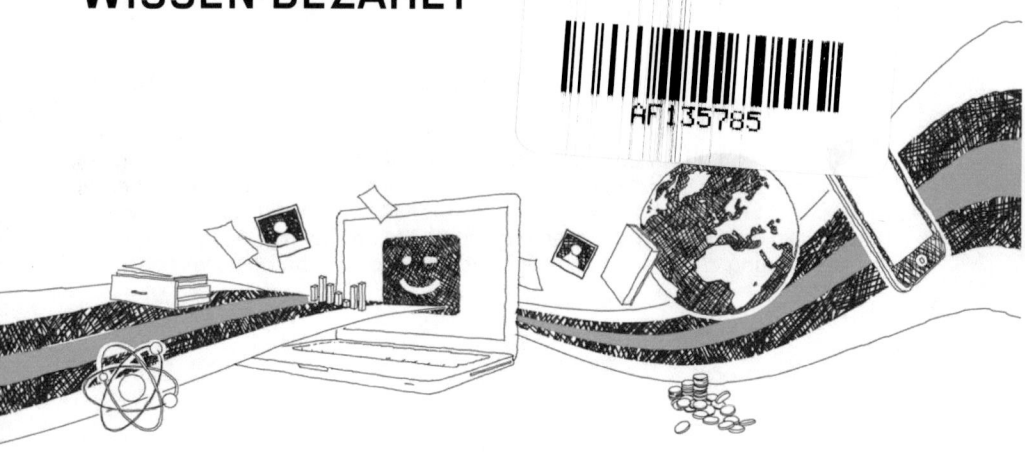
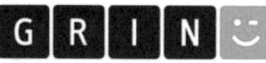

Bibliografische Information der Deutschen Nationalbibliothek:

Die Deutsche Bibliothek verzeichnet diese Publikation in der Deutschen National-bibliografie; detaillierte bibliografische Daten sind im Internet über http://dnb.d-nb.de/ abrufbar.

Impressum:

Copyright © 2018 GRIN Verlag
Druck und Bindung: Books on Demand GmbH, Norderstedt Germany
ISBN: 9783346127945

Dieses Buch bei GRIN:

https://www.grin.com/document/518489

Saskia Ziegler

Psychologie des Gesundheitsverhaltens bei der Gewichtsreduktion

GRIN Verlag

GRIN - Your knowledge has value

Der GRIN Verlag publiziert seit 1998 wissenschaftliche Arbeiten von Studenten, Hochschullehrern und anderen Akademikern als eBook und gedrucktes Buch. Die Verlagswebsite www.grin.com ist die ideale Plattform zur Veröffentlichung von Hausarbeiten, Abschlussarbeiten, wissenschaftlichen Aufsätzen, Dissertationen und Fachbüchern.

Besuchen Sie uns im Internet:

http://www.grin.com/

http://www.facebook.com/grincom

http://www.twitter.com/grin_com

Deutsche Hochschule für

Prävention und Gesundheitsmanagement

Hermann Neuberger Sportschule 3

66123 Saarbrücken

Einsendeaufgabe

Fachmodul: Psychologie des Gesundheitsverhaltens

Studiengang: Gesundheitsmanagement

Name, Vorname: Ziegler, Saskia

Studienort: **Köln**

Semester: **Wintersemester 2013**

Aufgabe 1)

Ausgewähltes Thema: Gewichtsreduktion

1. Erläuterung der Selbstregulationsfähigkeit:

Die Selbstregulationsfähigkeit besagt, inwiefern ein Mensch charakterlich in der Lage ist, selbst gesteckte Ziele konsequent zu erreichen. Dazu erfordert es ein hohes Maß an Selbstorganisation und auch das Planen sowie Verfolgen von Handlungen. Personen mit hoher Selbstregulationsfähigkeit agieren aktiv und rational und lassen sich von äußeren Faktoren nicht beeinflussen. Gefühle, Handlungen, Gedanken werden den Zielen angepasst, um notwendige Bedingungen zu schaffen, sodass eine Zielerreichung realisiert werden kann.

(Pieter, 2013)

2. Tabelle 1: Übersicht von Bestimmungsmerkmalen der Ausprägung von der Selbstregulationsfähigkeit (Schmauder, 2011)

Merkmale	gering	teils	hoch
Selbstmanagement			
Vorausschauende Planung			
Bewältigung von Problemen			
Prioritäten in der Zielplanung setzen			
Vorhandensein intrinsischer Motivation			
Handlungskompetenz			
Einfluss des sozialen Umfeldes in die Entscheidungsfindung			
Auswirkungen von Erfahrungen/Erlebnissen auf Entscheidungsfindung			

3. Tabelle 2: Fragekatalog zur Diagnose der Selbstwirksamkeitserwartung im Bezug auf eine Gewichtsreduktion (eigene Darstellung nach Jerusalem& Schwarzer, 1996)

Beurteilungskriterium	Stimmt nicht (1)	Stimmt kaum (2)	Stimmt eher (3)	Stimmt genau (4)
1. Wenn es keine Möglichkeit gibt ins Fitnessstudio zu kommen, suche ich mir eine Alternative, um Sport zu treiben.				
2. Schwierige Anforderungen hinsichtlich der Ernährung/ des Trainings kann ich meistern, wenn ich mich bemühe.				
3. Mein Ziel, eine Gewichtsreduktion erreiche ich ohne Probleme.				
4. Bei Rückschlägen/ keinen Erfolgen bleibe ich am Ball, weil ich auf mein Durchhaltevermögen und meine Fähigkeiten zähle.				
5. Was auch immer der Trainer/ das Training von mir erfordert, ich werde es schaffen.				
6. Ich kann gut mit neuen Sachen umgehen, auch mit einer Umstellung zu mehr Sport und gesunder Ernährung.				
7. Hindernisse, die mir auf dem Weg zu einer Gewichtsabnahme begegnen, meistere ich aus eigener Kraft.				
8. Bei spontanen Trainingseinheiten/ Kochkursen bin ich sofort dabei.				

4. Tabelle 3: Ergebnisse der Erprobung des Fragekataloges aus Tabelle 2 an 5 verschiedenen Personen

Beurteilungskri-terium	A	B	C	D	E
1.	3	4	4	4	1
2.	3	4	3	4	3
3.	2	3	2	4	2
4.	4	4	3	3	2
5.	3	4	4	4	4
6.	3	3	3	2	1
7.	1	4	3	4	3
8.	2	4	2	4	1
Gesamtpunkte	21	30	24	29	17

Auswertung der Umfrage: Person B hat mit 30 Punkten die höchste Punktzahl der Befragten erreicht, knapp gefolgt von Person D mit 29 Punkten. Dies bedeutet, Person B und Person D haben eine hohe Selbstwirksamkeitserwartung bezüglich ihres Ziels einer Gewichtsreduktion. Person C hat mit 24 von 32 erreichten Punkten eine gute bis mittlere Selbstwirksamkeitserwartung, während Person A und Person E über eine eher weniger gute Selbstwirksamkeitserwartung verfügen.

Zur Berechnung des Mittelwertes addiert man die Gesamtpunkte von jeder Person (21+30+24+29+17) und teilt diese durch die Anzahl der Befragten. Dann erhält man 24,2 Punkte.

Festzustellen ist, dass die Ergebnisse aus dieser Umfrage sehr verschieden sind und diese nicht auf die Grundgesamtheit bezogen werden können. Dafür war die Anzahl der Probanden zu gering.

Aufgabe 2)

Im Rahmen eines Bewegungsprogramms werden 5 Personen in einem Gruppen-training hinsichtlich ihrer persölichen Verhaltensweisen trainiert und unterstützt, um diese positiv zu verändern.

1.Beginnend mit der Intentionsphase (und Zielbildung) müssen nachfolgende wesentliche Voraussetzungen seitens des Klienten für eine Verhaltensänderung geschaffen werden. Als erster und sehr gravierender Punkt ist zu nennen, dass jeder Einzelne die Veränderung selbst wollen muss. Daraus resultiert eine Entschlossenheit aktiv an der Umsetzung von gesundheitsförderndem Verhalten mitzuwirken, was in der Medizin als "Compliance" bezeichnet wird.

Des Weiteren muss das Verhalten aktuelles Thema in seinem Alltag werden dh. er teilt es in seinem sozialen Umfeld mit. Daraus ergibt sich ein weiterer wichtiger Aspekt, die Unterstützung aus dem sozialen Umfeld der jeweiligen Person. Ebenfalls wichtig ist, dass das Verhalten Teil der Strategien zur Alltagsbewältigung werden muss.

(Pieter, 2013)

Hinsichtlich der Zielbildung sollte die Formulierung des Ziels eine realistische Grundlage der Handlungsplanung und in ihrer Ausführung motivierender Funktion sein. (Pieter, 2010)

2. Checkliste zur Erfassung der individuellen Beweggründe der Klienten.

- Fühlen Sie sich gesund/wohl?

- Was genau wollen Sie ändern und weshalb?

- Wie wird es weitergehen, wenn Sie ihr gewohntes Verhalten fortsetzen?

- Was wären positive/negative Konsequenzen, wenn Sie Ihr Verhalten ändern/nicht ändern?

- Welche Vorteile würde eine Verhaltensänderung in diesem Fall, regelmäßige Bewegung mitsichbringen?

- Welche Ängste oder Hindernisse könnten Ihnen im Weg stehen?

- Welche schweren Aufgaben haben Sie bereits erfolgreich gelöst?

- Was sind Ihre persönlichen Stärken?

- Wer könnte Ihnen Unterstützung leisten und wie?

- Welches genaue Ziel haben Sie vor Augen?

(Pieter, 2013)

3. Mit einer Verhaltensänderung gehen neben späteren positiven Konsequenzen auch immer hohe Anforderungen einher. Aus diesem Grund ist es essentiell herauszufinden, inwieweit die geplante Umsetzung in die aktuelle Lebenssituation des Klienten passt und welche Prioritäten hinsichtlich der Ziele gesetzt werden. Zur Umsetzung dessen, dient eine sogenannte Mind-Map mit deren Hilfe die Anfoderungen an den Klienten veranschaulicht werden, um so eine Analyse der persönlichen Zielhirachie zu ermöglichen.

Zunächst einmal werden den Klienten 5 Handlungsfelder vorgegeben (Familie, Beruf, Gesundheit, Hobbys, Dinge), die als Hauptäste der Mind-Map dienen. In der Regel reichen diese Handlungsbereiche aus, um in etwa alle Anfoderungsbereiche des Klienten abzudecken. Sollte dies nicht der Fall sein, werden die Klienten aufgefordert, ihre Mind-Map individuell zu vervollständigen.

Danach soll jeder Einzelne an diesen Hauptästen Unterteilungen vornehmen, die seiner Meinung nach zu dem jeweiligen Handlungsfeld gehören. Dies können neben zeitlichen Belastungen, wichtige Ziele sowie Wünsche oder Ähnliches sein.

Nachdem alle Handlungsfelder konkretisiert sind, sollen die Klienten den Hauptästen ihre zeitliche Belastung zuteilen. Dies geschieht, indem jeder Einzelne den 5 Hauptästen Prozentzahlen zuordnet, wobei alle 5 Hauptfelder 100% ergeben sollen. Die Nebenäste können dann in einem weiteren Schritt ebenfalls so behandelt werden. Anschließend sollten die jeweiligen Ergebnisse in der Gruppe präsentiert werden, damit die verschiedenen persönlichen Gewichtungen zum Ausdruck kommen. Der entscheidende Vorteil der Erstellung einer Mind-Map in Einzelarbeit ist daher, dass Jeder sein eigenes persönliches Anfoderungs- bzw. Zielprofil erstellt und sich intensiv mit seiner jetzigen Situation befasst. In Gruppenarbeit könnte dies nicht ausreichend erzielt werden. Trotzdem ist das Arbeiten in der Gruppe von Nutzen, denn durch einen Vergleich der Ergebnisse werden Gemeinsamkeiten der Klienten herauskristallisiert, wodurch sie zusammenwachsen und gemeinsam an der Problembewältigung bzw. an ihrer Zielumsetzung arbeiten. (Pieter, 2013)

4. Um die Klienten von der geplanten Verhaltensänderung zu überzeugen und sie zu dessen Umsetzung zu bewegen, wird ein Kosten-Nutzen-Verhältnis erstellt.

Eine geeignete Methode ist die "Kosten-Nutzen-Waage". Hierbei handelt es sich um eine bildhafte Darstellung (Waage), die zwei Waagschalen besitzt. Auf der einen Seite soll der Klient die Nachteile, auf der anderen Seite die Vorteile, die er mit einer Verhaltensänderung in Verbindung setzt, notieren. Beispielsweise wäre ein Nachteil weniger Zeit für Hobbys, ein Vorteil allerdings bessere Beweglichkeit. Dabei ist es nicht von Bedeutung, ob insgesamt die Nachteile oder Vorteile überwiegen. Wenn diese Aufzählung abgeschlossen ist, soll der Klient eine Gewichtung vornehmen. Dazu teilt er jedem zuvor aufgezeigten Aspekt je nach Wichtigkeitsgrad eine Zahl zu (in diesem Fall 1-10kg). Zum Beispiel wird der Vorteil eine bessere Figur mit 10kg versehen, während der Aspekt Geld lediglich 3kg ausmacht. Danach soll der Klient je Seite die Kilos addieren, um zu sehen was das Gewicht der Nachteile bzw. Vorteile ausmacht. Durch diesen Schritt wird deutlich, welchem Vorteil bzw. Nachteil der Klient hohe Priorität zuschreibt und ob insgesamt die Gewichtung der Summe der Vorteile oder die der Nachteile überwiegt.

(Pieter,2013)

5. Bei der Zielformulierung ist es wichtig, dass der Klient diese selbst vornimmt. Grundsätzlich bestehen einige Anforderungen, die das Ziel handlungswirksam machen. Hierbei kann man sich an der sogenannten SMART-Formel orientieren, wobei das

"S" für spezifisch dh. präzise und in der Gegenwart formuliert

"M" für messbar dh. fassbar/berechenbar (oft mithilfe von Skalen)

"A" für attraktiv dh. es muss sich lohnen, konkret vorstellbar sein (Visualisierung)

"R" für realistisch dh. Gewissheit zu Erreichbarkeit (Skala 1-10 mind. 8)

"T" für terminiert dh. ein Zeitrahmen gesetzt sein,

stehen.

(Pieter,2013)

Eine beispielhafte Zielformulierung in Bezug auf eine Verhaltensänderung zu körperlicher Aktivität/mehr Bewegung lautet:

Ich gehe regelmäßig, mindestens 2x die Woche 1 h Joggen, um in 2 Monaten wieder in meine Lieblingsjeans Gr.38 zu passen, beginnend ab nächster Woche Montag.

Aufgabe 3)

1. Ausgangssituation der Klientin:

Frau Sch. ist 45 Jahre alt, 168 cm groß und wiegt 96 kg. Sie ist Mutter von zwei Kindern und alleinerziehend. Ihr Geld verdient sie mit einem Vollzeitjob als Bürokauffrau. Nach der Arbeit ist sie meistens geschafft und möchte am liebsten auf der Couch entspannen. Da sie ihren Kindern aber wenigstens einmal am Tag eine warme Mahlzeit bieten möchte, wird meistens abends noch etwas gekocht. Dies vollzieht sich größtenteils in Form von Fertiggerichten, da Frau Sch. aufgrund ihrer Berufstätigkeit nicht viel Zeit zur Verfügung steht und sie gern geringen Aufwand vorzieht. Darüber hinaus muss sie ihren Pflichten im Job, als Mutter und Hausfrau gerecht werden und freut sich daher umso mehr, wenn ihr mal ein wenig Zeit für sich bleibt. Diese verbringt sie dann am liebsten vor dem TV mit einer Tüte Chips, was sie besonders entspannt. Allerdings ist dies nicht von Dauer, denn sie packt schon kurz darauf das schlechte Gewissen, welches am nächsten Tag längst vergessen ist. Denn bei der Arbeit greift sie bereits am Morgen in die mit Süßigkeiten gefüllte Schublade an ihrem Schreibtisch, um sich einen kleinen Genuss zu gönnen. Im weiteren Tagesverlauf ist kein geregeltes Essverhalten zu verzeichnen und auch sportliche Aktivität oder Bewegung gehören nicht zum alltäglichen Leben von Frau Sch.. Leider vermittelt sie ihren Kindern dadurch falsche Gewohnheiten und ist ihnen in keinster Weise ein gutes Vorbild. Dieses Verhalten wirkt sich nicht nur auf ihre körperliche, sondern auch auf ihre seelische Gesundheit aus. Neben einem erhöhten Cholesterinspiegel, Bluthochdruck und Gelenkschmerzen leidet sie unter einem geringen Selbstwertgefühl, was sie in die soziale Isolation treibt.

2. Prozessbeschreibung der Verhaltensänderung von Fr. Sch. im Rahmen einer Gewichtsreduktion nach dem TTM: Die erste Phase ist die Phase der Absichtslosigkeit. In dieser Phase ist Fr. Sch. nicht bewusst, dass ihr Verhalten problematisch ist und es eine potentielle Gesundheitsbedrohung für sie darstellt.

Sie versucht ihr gesundheitsschädigendes Verhalten zu rechtfertigen und das Problem zu unterdrücken. Hier setzten sogenannte Abwehrmechanismen ein, in diesem Fall die „Verdrängung". Dadurch leistet Fr. Sch. aktiven Widerstand gegen das Erkennen ihres Problemverhaltens und gleichzeitig gegen eine Veränderung dessen, welche Hauptmerkmale für diese stabilste Phase darstellen. Sie verspürt nicht die Absicht etwas in den nächsten 6 Monaten zu verändern. Stattdessen führt sie ihr gewohntes Verhalten fort und versucht ihr Gewissen zu beruhigen, indem sie die direkte Auseinandersetzung mit ihrem Problem meidet. Diese Phase kann äußerst langwierig sein. Deshalb ist es sinnvoll hilfreiche Strategien zum Aufstieg in die nächst höhere Stufe einzusetzen. Erstens sollte ein Problembewusstsein geschaffen werden. Beispielsweise gelingt dies, indem Fr. Sch. ein Tagebuch führt, wobei sie alles aufschreibt, was sie an diesem Tag verzehrt. Eine weitere geeignete Strategie in dieser Phase ist die Wahrnehmung von günstigen Umweltbedingungen. Zum Beispiel vergleicht sich Fr. Sch. zunehmend mit gesünderen, attraktiven Personen. Die zweite Phase ist die Phase der Absichtsbildung. In dieser Phase rückt die Auseinandersetzung mit Fr. Sch.s Risikoverhalten in den Vordergrund. Eine Kollegin, die Fr. Sch. häufig beim „Naschen am Arbeitsplatz" beobachtet hat, hat sie darauf angesprochen. Fr. Sch. war dies sehr unangenehm, sie sieht ein, dass es so nicht weitergehen kann. Das zuvor unterdrückte Problem wird ihr stärker bewusst und ihre Veränderungsmotive bekräftigt. Sie fängt an sich Gedanken über die Vor- und Nachteile, die eine Verhaltensänderung mit sich bringen würde, zu machen und kommt zu dem Schluss, dass die Nachteile überwiegen. Sie hätte aufgrund sportlicher Aktivität weniger Zeit für sich und ihre Kinder und die Kosten für das Fitnessstudio sind nicht gerade in ihrem Preisbudget angesiedelt. Insgesamt steht sie also einer Veränderung ambivalent gegenüber, verfolgt aber die Absicht ihr Verhalten in absehbarer Zeit, also innerhalb der nächsten 6 Monate zu verändern. In dieser Phase kann man sehr lange verharren, was Fr. Sch. auch tut, bis sie letztendlich doch den Sprung in die nächste Stufe schafft. Hierbei hat die Strategie des emotionalen Erlebens/ persönliche Betroffenheit mitgewirkt. Fr. Sch. hat sich über ihr Erscheinungsbild geärgert und die damit verbundene soziale Einsamkeit. Des Weiteren hat ihr die Bewusstmachung von emotionalen als auch kognitiven Konsequenzen für ihr persönliches Umfeld zum Fortschreiten in die nächste Stufe verholfen. Fr. Sch. hat erkannt, dass ihre Kindern nicht mehr versorgen könnte und ihnen schlimmstenfalls zur Last fallen würde.

Die dritte Phase ist die Phase der Vorbereitung. Hier hat Fr. Sch. einen festen Entschluss getroffen, sich ein Ziel gesetzt und sogar erste Maßnahmen zur Realisierung durchdacht und ausprobiert. Denn den wahrgenommenen Nutzen hat sie mittlerweile größer eingeschätzt als den damit verbundenen Aufwand. Auch die in der Phase der Absichtsbildung überwiegende Nachteile und letzter Zweifel sind verflogen. Eine Veränderung ihres problematischen Verhaltens erscheint ihr realisierbar, da sie eine erste, wenn auch kleine Wirkung einer ausprobierten Maßnahme, 1- stündiges Walken mit ihrer Freundin, in Erfahrung bringen konnte. Sie fühlte sich danach sehr gut und sogar ein Entspannungsgefühl, das sie gedachte auf der Couch zu erzielen, hat sie nach dem Walken verspüren können. Fr. Sch. konzentriert sich aufgrund ihrer klaren Entscheidung zu einer gesünderen Ernährung und mehr Bewegung zunehmend auf die Lösung d.h. Sie denkt und handelt zukunftsorientiert, unternimmt konkrete Schritte zur Zielerreichung wie zum Beispiel gesünder kochen und am Vorabend das Mittagessen für den nächsten Tag zubereiten. Sie befindet sich in einem zeitlich begrenzten Durchgangsstadium, das sich auf den eng umgrenzten Zeitraum der nächsten 30 Tage bezieht. Zusammenfassend kann man sagen Fr. Sch. hat in dieser Phase die feste Absicht erlangt ihr Verhalten in den nächsten 30 Tagen zu ändern und erste Schritte auf dem Weg dort hin gemeistert. Hilfreiche Strategien in dieser Phase ist zum einen die Selbstverpflichtung, wobei Fr. Sch. sich zum täglichen Gang auf die Waage verpflichtet und das Ergebnis notiert. Zum anderen spielt die Mobilisation von hilfreichen Beziehungen eine große Rolle. Der Sport mit der Freundin, um sich gegenseitig zu motivieren oder die Kinder, die an ihre Mutter glauben. Die vierte Phase ist die Phase der Handlung. Diesbezüglich unternimmt Fr. Sch. aktive Versuche, um ihre gewohnten Verhaltensmuster zu verändern und ihr problematisches Verhalten abzubauen. Sie kauft keine Fertiggerichte mehr, geht regelmäßig mit einer Freundin Walken und sogar der Süßigkeitenvorrat am Arbeitsplatz wurde beseitigt, damit sie nicht unkontrolliert nascht und in alte Verhaltensweisen zurückfällt. Hierbei handelt es sich bei den getätigten Handlungen um Strategien auf dem Weg zur stabilen Veränderung. Es gelingt ihr gut diese Handlungsschritte zu vollziehen, was ihrem hohen Maß an Entschlossenheit und Engagement zugeschrieben werden kann. Bereits seit mehr als zwei Monaten legt sie dieses Verhalten an den Tag und ist sichtlich zufrieden damit.

Gewichtmäßig hat sich auch eine Besserung gezeigt. Fr. Sch. konnte mithilfe der Umstellung ihrer Verhaltensweise ihr Gewicht um 8,5 kg in zwei Monaten verringern. Diese Phase ist nicht nur die aktivste Phase im Prozess der Verhaltensänderung, sondern birgt gleichzeitig auch das höchste Risiko für Rückfälle in eine der vorherigen Stufen. Aus diesem Grund ist der gezielte Einsatz von Unterstützungsmaßnahmen aus dem unmittelbaren Umfeld von großer Bedeutung. Fr. Schneiders Kinder helfen gelegentlich gesund zu kochen und gehen mit ihrer Mutter neue Kleidungsstücke einkaufen. So werden beispielsweise stabilisierende bzw. stimulierende Bedingungen geschaffen. Die vorherigen genannten Aktivitäten wie zum Beispiel die Beseitigung von Süßigkeiten gehören zur Strategie der Stimuluskontrolle. Das Shoppen von neuen Kleidungsstücken gehört zur Selbstverstärkung, was Fr. Sch. als Belohnung empfindet,wodurch sie sich in ihrem Körper zunehmend wohler fühlt und gleichzeitig ihr Selbstbewusstsein stärkt. Die fünfte und somit letzte Phase ist die Phase der Aufrechterhaltung. Hier geht es um die Stabilisierung der bisher neu gezeigten Verhaltensweisen von Fr. Schn.. Sie ist immer noch sehr engagiert und stetig auf ihr Ziel fokussiert. Durch vermehrtes Beibehalten der in der Handlungsphase gezeigten Strategien bleibt sie aktiv am Ball. Das bedeutet, sie kocht jetzt regelmäßig gesünder, ernährt sich generell bewusster und macht obendrein zweimal die Woche Sport mit ihrer Freundin. Außerdem ergreift sie weitere Maßnahmen zur Prophylaxe bezüglich eines Rückfalls in alte Verhaltensmuster. Beispielsweise stellt die Beseitigung bzw. keine Neuanschaffung von Süßigkeiten oder ungesunden Lebensmitteln eine prophylaktische Maßnahme dar. So gerät sie gar nicht erst in Versuchung. Auch die Süßigkeiten am Schreibtisch wurden entfernt und durch Nüsse ersetzt. Nun zeigt Fr. Sch. dieses Zielverhalten seit mehr als 6 Monaten, was eine hohe Konsequenz ihrerseits beweist. Sie kann sich für den Rest ihres Lebens in dieser Phase befinden, da eine gesunde Ernährung und Bewegung essentiell für einen gesunden Lebensstil sind. Fr. Sch.s neues Motto lautet „ egal was kommt, ich setzte mein neu erlerntes Verhalten fort"

(eigene Darstellung nach Pieter, 2013)

Literaturverzeichnis

Pieter, A.(2013). *Psychologie des Gesundheitsverhaltens.* Studienbrief :Saarbrücken.

Pieter, A.(2010). *Psychologie des Gesundheitsverhaltens Selbstregulationsfähigkeit - Selbstwirksamkeit – Verhaltensänderung.* Zugriff am 20.03.14 http://www.grin.com/de/e-book/193280/psychologie-des-gesundheitsverhaltens-selbstregulationsfaehigkeit-selbstwirksamkeit

Schmauder, S.(2011). *Psychologie des Gesundheitsverhaltens Selbstregularionsfähigkeit – Selbstwirksamkeit – Verhaltensänderung.* Zugriff am 23.03.14 http://www.hausarbeiten.de/faecher/vorschau/193280.html

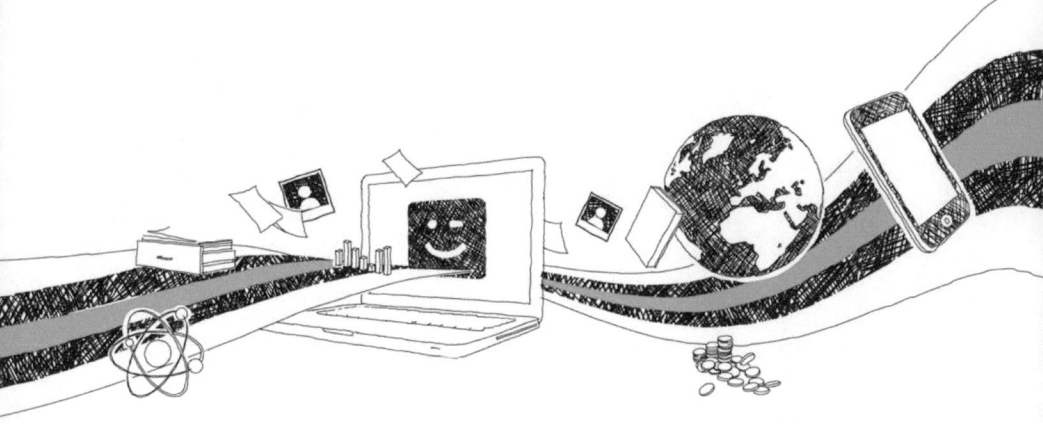
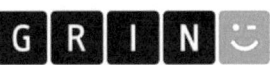